LA

CRÉMATION DES MORTS

EN FRANCE ET A L'ÉTRANGER

EXTRAIT

DES

ANNALES D'HYGIÈNE PUBLIQUE ET DE MÉDECINE LÉGALE,

JUILLET 1874, 2ᵉ SÉRIE, T. XLII.

Journal rédigé par : MM. Andral, Beaugrand, Bergeron, Brierre de Bois-
mont, Chevallier, Delpech, Devergie, Fonssagrives, T. Gallard, Gaultier
de Claubry, Guérard, Pr. de Pietra Santa, Z. Roussin, Ambr. Tar-
dieu, Max. Vernois; avec une *Revue des travaux français et étran-
gers*, par M. le docteur O. Du Mesnil.

Publié depuis 1829, tous les trois mois, par cahier de 250 pages, avec planches.

PRIX DE L'ABONNEMENT ANNUEL :

Pour Paris : 18 fr. par an. — Pour les départements (*franco*) : 20 fr.

On s'abonne à Paris, chez J.-B. BAILLIÈRE et FILS, 19, rue Hautefeuille.

PARIS. — IMPRIMERIE DE E. MARTINET, RUE MIGNON, 2

LA
CRÉMATION DES MORTS
EN FRANCE ET A L'ÉTRANGER

PAR

Le Docteur Prosper DE PIETRA SANTA

PARIS

LIBRAIRIE J.-B. BAILLIÈRE ET FILS

Rue Hautefeuille, 19, près le boulevard Saint-Germain

1874

LA

CRÉMATION DES MORTS

EN FRANCE ET A L'ÉTRANGER

Les questions d'hygiène publique et d'économie sociale qui se rattachent à la meilleure installation possible des CIMETIÈRES sont depuis quelques années à l'ordre du jour de la discussion scientifique, de l'enquête administrative, de la réforme législative et de l'étude expérimentale.

De savants médecins hygiénistes et d'éminents administrateurs se sont préoccupés, à juste titre, de cet encombrement toujours croissant des morts; des inconvénients réels qui résultent pour les populations d'un voisinage trop rapproché des localités affectées au dernier repos; de la nécessité de rendre à l'agriculture de vastes espaces de terrains aussi féconds qu'improductifs.

Parmi les diverses solutions de ce problème, d'ailleurs très-complexe, celle qui se présente avec le plus de garanties de succès, et d'application pratique immédiate, c'est, sans contredit, la destruction des corps par le feu, l'incinération des morts, la crémation (de *cremare*, brûler).

Dans cet ordre d'idées, trois faits de la plus haute importance s'imposent à l'opinion publique :

1° Les congrès internationaux de médecine de Florence (1869), de Rome (1871), ont été unanimes pour admettre le vœu « que par tous les moyens possibles, on tâche d'obtenir légalement dans l'intérêt des lois de l'hygiène, que l'incinération des cadavres soit substituée au système actuel de l'inhumation ».

2° Au mois d'avril 1873, pendant la discussion au Sénat d'Italie, du nouveau *Code sanitaire* du royaume, le professeur Maggiorani a fait insérer à l'article 185 (chapitre I, titre XI) « la *faculté* pour les familles d'adopter les procédés de crémation après l'autorisation préalable du Conseil supérieur de santé siégeant au ministère de l'intérieur.

3° Le 6 février 1874, le conseil communal de Vienne a adopté à l'unanimité la proposition suivante :

« — A propos des constructions à élever dans le nouveau cimetière central de la ville, l'administration supérieure prendra les mesures nécessaires pour que, dans le plus bref délai, la crémation *facultative* puisse s'effectuer. »

En présence d'une réforme qui intéresse, à un aussi haut degré, et l'hygiène publique et la famille, et la société tout entière, nous avons pensé qu'il y avait utilité et opportunité à présenter dans les *Annales d'hygiène publique* la question sous toutes ses faces, sans crainte d'aborder des détails, quelque minutieux qu'ils puissent paraître d'abord.

Notre travail comprendra ainsi trois chapitres :

CHAPITRE PREMIER. — CRÉMATION DES MORTS.

§ 1. Raison d'être.
§ 2. Historique.
§ 3. Procédés de l'opération.
§ 4. Objections et réfutation des objections.

CHAPITRE II. — ÉTAT ACTUEL DE LA QUESTION.

§ 1. En France.
§ 2. En Italie.
§ 3. En Angleterre.
§ 4. En Autriche.
§ 5. En Suisse.

CHAPITRE III. — BIBLIOGRAPHIE.

Résumé succinct des principaux mémoires et travaux publiés, en dernier lieu, sur la matière, dans les contrées de l'Europe ci-dessus nommées.

CHAPITRE PREMIER

CRÉMATION DES MORTS

§ 1. — *Raison d'être de la crémation.*

Dans tous les temps, sous toutes les civilisations et chez tous les peuples, la question : « Que faire des morts? » a été l'objet des plus vives préoccupations des législateurs.

Le culte des morts, ce culte qui « console, fortifie et moralise » est d'autant plus respectable et pieux, qu'il se base sur les sentiments spiritualistes de l'immortalité de l'âme et de la vie future.

La terre étant le réservoir commun des sources de la vie, par une loi nécessaire et fatale de la nature, tout ce qui a vécu doit mourir; et tout ce qui meurt doit se transformer en nouveaux principes de vie.

Du moment où l'âme s'envole vers les espaces éthérés, la partie matérielle de l'homme, composée de divers éléments empruntés primitivement à la terre, retourne à cette même masse du globe, afin de constituer de nouvelles couches de sol, fécondes pour la végétation générale et pour l'alimentation d'une série d'êtres d'ordre inférieur; elle continue donc à vivre sous d'autres formes.

Tout est métamorphose dans la nature; la matière première est toujours la même; seulement, elle se perpétue sous des formes toujours nouvelles. C'est la transformation des êtres vivants, que reconnaît et préconise l'antique doctrine de Pythagore.

Envisagée dans le sens chimique, la métempsycose est donc une loi naturelle de la dernière évidence; nous verrons par la suite que cette loi est aussi hygiénique que bienfaisante.

Dès que l'organisme humain est livré à lui-même, à l'état de cadavre, il subit immédiatement l'action des lois physiques et chimiques qui réduisent ses éléments constitutifs à des combinaisons plus simples, c'est-à-dire : de l'eau, des gaz (parmi lesquels dominent l'acide carbonique, l'hydrogène carboné, l'ammoniaque), des sels minéraux (chaux, magnésie, potasse, soude, oxyde de fer). Par la combinaison de ces diverses bases avec les acides phosphorique et carbonique, il se forme des sels spéciaux et parfaitement déterminés (carbonates et phosphates de chaux, de magnésie, etc.). Ces éléments généraux, eau et matières solides, sont, dans le corps humain, dans la proportion de 75 et 25 pour 100.

Les gaz sont utilisés par la végétation, qui se les assimile au moyen du feuillage des plantes ; les sels, réduits en cendres, se combinent avec la terre et la fécondent de la manière la plus heureuse, en arrivant aux racines des végétaux.

L'enterrement des corps s'est tout d'abord imposé comme une nécessité sociale, comme une loi de nature du premier ordre, car il fallait rendre à la terre, sous peine de la stériliser, les phosphates, les carbonates, et tous les éléments fécondants que contenaient nos cadavres.

C'est par des sentiments d'affection, pour obéir à des principes religieux, ou pour se conformer à certains préceptes d'hygiène générale, que l'homme a tenté parfois de soustraire sa dépouille mortelle à cette loi providentielle de la décomposition lente et putride des corps.

Considérée dans la série des siècles, la pratique des embaumements (par momification) doit être regardée comme un fait exceptionnel, circonscrit, et spécial à la civilisation égyptienne.

Le docteur A. Latour a formulé contre elle l'objection la plus péremptoire : « Si l'humanité eût depuis trois mille ans adopté
» l'usage égyptien de l'embaumement des cadavres, il est à peu
» près certain que les morts auraient aujourd'hui déplacé les vivants
» et qu'il n'existerait pas le plus petit coin de terre qui ne fût occupé
» par une momie. »

Nous ne dirons rien de l'embaumement par les procédés modernes, des plus simples aux plus perfectionnés, parce qu'en raison de leur cherté même, ils ne sont employés que dans des circonstances relativement très-rares, et dans lesquelles la mode, la vanité, l'ostentation jouent le rôle principal.

En admettant que l'inhumation dans la terre, des corps morts, soit le seul mode possible et pratique, il est indispensable de rendre à l'agriculture, au bout d'un temps donné, les terrains consacrés aux sépultures.

« La raison, la prévoyance, l'hygiène exigent que l'on revienne
» au système des cimetières temporaires (à roulement ; fermés au
» bout de quarante ans, et dix ans après la dernière inhumation
» rendus à la culture).

» Prétendre établir des nécropoles éternelles est une utopie que
« l'inexorable nécessité détruira toujours. » (Am. Latour.)

Il est inutile d'insister sur les nombreux inconvénients qui résultent de l'inhumation des cadavres, au double point de vue de la salubrité de l'air et des eaux potables.

Malgré les règlements de police déterminant les conditions spéciales qui doivent présider à l'installation et à l'ouverture des cimetières, malgré toutes les précautions, il n'en est pas moins constant que les cadavres agglomérés sur un point deviennent pour les habitations circonvoisines des foyers d'infection.

Par le fait de la décomposition lente des parties organiques, il se répand dans l'air des effluves malsaines et méphitiques, qui le corrompent et souillent sa pureté naturelle.

L'orientation réclamée par les arrêtés municipaux (hors de la direction des vents qui soufflent d'ordinaire vers les habitations) n'a qu'une médiocre importance dans les pays qui se trouvent en dehors des vents constants, réguliers ou périodiques.

Le professeur Henry Thompson, dans un travail récent (1), auquel nous ferons de fréquents emprunts, cite les cas de mort survenus sur des fossoyeurs qui étaient descendus dans un caveau de l'église de Saint-Botolph-Aldgate.

Deux faits analogues ont été observés en Italie.

L'enquête parlementaire confiée aux médecins hygiénistes les plus renommés de Londres (Chadwick, Milroy, Lewis, Sutherland) pour constater les funestes effets des enterrements dans l'intérieur des églises et au centre des villes, contient de nombreux et frappants exemples de l'influence délétère des gaz qui se répandent dans l'atmosphère par le fait de la décomposition putride des corps (2).

Tous les praticiens de la métropole ont reconnu et constaté officiellement que pendant les diverses épidémies de choléra-morbus, les rues et les quartiers situés aux environs des cimetières des paroisses urbaines avaient été frappés dans une proportion beaucoup plus considérable.

Le professeur Thompson rappelle aussi, d'après les rapports de Bowie, l'état déplorable que présentaient, sous le rapport des émanations dangereuses, les cours intérieures ou préaux des églises de Cadoxton, près de Neath, de Merthyr-Tydvil, de Harvick, de Greenock, etc. L'odeur nauséabonde et repoussante se répandait dans toutes les habitations voisines, à toutes les heures de la nuit et du jour ; aussi la mortalité cholérique de ces localités a-t-elle été effrayante.

Le professeur Selmi (de Mantoue) vient de découvrir dans les couches d'air qui, par un temps calme, séjournent au-dessus des cimetières, un corpuscule organique, le *septo pneuma*, qui vicie l'air considérablement, et l'altère au détriment de l'économie humaine.

Cette substance, qu'il est facile de recueillir et d'isoler, fait naître,

(1) Sir Henry Thompson, *Cremation*, London, 1874.

(2) L'estimation approximative de cette quantité de gaz était, en 1849, de 2 572 580 pieds cubiques anglais pour une mortalité annuelle de 52 000 âmes : aujourd'hui, ce chiffre de mortalité s'élève à 80 000.

dans une solution de glycose, des phénomènes de fermentation putride, et donne naissance à une quantité considérable de bactéries semblables à ceux qui se manifestent dans la fermentation butyrique.

L'injection sous la peau d'un pigeon de quelques gouttes de cette solution amène des symptômes d'infection typhique, et la mort survient au troisième jour.

Quant aux infiltrations malfaisantes des cours d'eaux, elles ont plus d'une fois porté la contagion et la mort dans des bourgades importantes.

Le docteur Aijr, praticien distingué de la Basilicate, cite l'exemple des hameaux de Rotondella et de Bollita, dont les cimetières, placés sur un plan élevé, au haut d'une colline boisée (au delà des limites réglementaires), paraissaient installés dans les conditions hygiéniques les plus favorables. Malheureusement, au bas de la colline émergeaient les sources destinées aux usages journaliers des habitants, et comme ces sources étaient le produit des eaux pluviales qui, répandues sur la surface des deux cimetières, avaient filtré au travers des couches de terre et s'étaient imprégnées des principes cadavériques qu'elles avaient rencontrés sur leur route, il arriva un jour que les eaux potables ainsi contaminées produisirent une effroyable épidémie.

Le cimetière monumental de Milan est situé sur une colline au nord de la ville, à la distance de plus de 150 mètres.

En analysant toutes les eaux qui servent à l'alimentation de la ville, les professeurs Pavesi et Rotondi ont trouvé dans l'eau des puits qui environnent la place Garibaldi, et qui proviennent de la vallée où est situé le cimetière, des traces de matière organique et une quantité plus considérable d'acide nitrique que dans les eaux provenant de la Porte Magenta et de la Porta Nuova.

Le professeur Reinhard (1) rapporte un fait très-probant.

Des animaux (gros bétail) victimes de la peste bovine avaient été enterrés près de Dresde, à une profondeur de 12 pieds. L'année suivante, l'eau d'un puits éloigné de 100 pieds de la fosse avait une couleur fétide et accusait la présence du butyrate de chaux.

A la distance de 20 pieds, cette même eau avait le goût repoussant d'acide butyrique, et contenait jusqu'à 2 grammes de cette substance par litre.

M. Jules Lefort (2) nous apprend que, selon la nature géologique

(1) Reinhard, *Annales.*

(2) J. Lefort, *Remarques sur l'altération des eaux de puits par le voisinage des cimetières* (*Bull. de l'Académie de médecine*, 1871, t. XXXVI,

du sol, selon la situation relative des cimetières et des puits, les eaux, même venant de très-loin, peuvent être chargées de matières organiques.

L'analyse des eaux du puits du presbytère de la commune de Saint-Didier (Allier) a démontré à **M. J.** Lefort l'existence d'une grande quantité de sel ammoniacal, et cependant le puits était à plus de 500 mètres exigés par la loi.

De ce fait découle pour le savant chimiste la nécessité : de porter la distance à plus de 100 mètres ; de s'assurer préalablement s'il n'y a pas infiltration des terrains voisins ; d'entourer les cimetières de tranchées et de drains convenables, de manière à détourner toute infiltration.

Le congrès d'hygiène de Bruxelles a proposé de porter à 400 mètres la distance protectrice pour isoler les cimetières des habitations.

M. Robinet (1) rapporte le fait suivant, qui vient démontrer une fois de plus les inconvénients des infiltrations souterraines.

La ville de Châlons, pendant l'occupation prussienne, a reçu un nombre considérable de malades atteints de typhus. Pour arrêter les progrès toujours croissants de l'épidémie. ces morts ont été amoncelés dans une partie isolée du cimetière de la ville, et recouverts d'une quantité considérable de chaux vive. Au bout de quelques semaines, par suite des pluies abondantes dans ces terrains très-perméables de la Champagne, les eaux potables ont donné à la vue et au goût des signes manifestes d'altération, et **M.** Robinet y a constaté par l'analyse chimique la présence anormale du chlorure de chaux.

§ 2. — *Son historique.*

Que nous apprend l'histoire de l'antiquité au sujet de la crémation ?

Chez tous les peuples, non-seulement la méthode de l'incinération est en raison directe de leur civilisation, mais encore elle constitue un honneur suprême rendu aux héros, aux grands hommes, et n'exclut ni l'ensevelissement dans la terre, ni l'érection de tombeaux destinés à perpétuer leur mémoire.

Homère nous donne à ce sujet (2) les détails les plus circonstan-

p. 369, et Vernois, *Rapport* (*ibid.*, p. 610 et *Annales d'hygiène*, 1871, t. XXXVI, p. 308).

(1) Robinet, *Journal de pharmacie*, 1873.

(2) Homère, *Iliade.*

ciés dans les vers consacrés aux funérailles de Patrocle et d'Hector.

Tacite, en parlant des Germains, dit au liv. XVI :

« Funerum nulla ambitio, id solum observatur ut corpora clarorum virorum certis lignis crementur. »

Les premiers habitants du Latium incinéraient leurs cadavres, et cette coutume est clairement énoncée par Virgile (1) : « Les malheureux Latins dressent d'innombrables bûchers ; une partie de leurs corps est enfouie dans la terre ; une autre partie est transportée dans les champs voisins, et déposée dans la ville. Le reste, vaste monceau amassé par le carnage, est brûlé pêle-mêle et sans honneurs. »

D'après Atto Vannucci (2), l'usage de brûler les cadavres chez les Étrusques est affirmé, attesté par les découvertes faites, dans les fouilles modernes, d'urnes cinéraires portant sur leurs parois des sujets nationaux et des portraits.

Chez les Orientaux, Artémise, femme de Mausole, roi de Carie, fait incinérer son cadavre, boit une partie des cendres dans le vin, et dépose le reste dans un sépulcre, appelé depuis mausolée, qui, par sa magnificence, devint l'une des merveilles du monde.

Les Hébreux ont-ils connu et pratiqué la crémation ? Malgré les doutes du docteur Dechambre, nous pensons avec le docteur Lapeyrère que non-seulement les Hébreux ont connu la crémation des morts, mais encore qu'ils considéraient cette pratique comme un acte de vénération, un témoignage d'honneur, de reconnaissance publique.

Voici des textes précis :

« Vous avez violé la sainteté de votre demeure, dit Ézéchiel (3), par la multitude de vos iniquités et par les injustices de votre commerce, c'est pourquoi *je ferai sortir du milieu de vous un feu qui vous dévorera* et je vous *réduirai en cendres* sur la terre, aux yeux de tous ceux qui vous verront. »

On lit dans le livre des Rois (4) :

« Les habitants de Jabès de Galaad ayant appris le traitement que les Philistins avaient fait à Saül, tous les plus vaillants d'entre eux

(1) *Énéide*, XIe livre.
(2) Vannucci, *Histoire de l'Italie antique*.
(3) Ézéchiel, chap. xxviii, vers. 18.
(4) *Les Rois*, liv. 1, chap. xxxi, vers. 12, 13.

sortirent; marchèrent toute la nuit, et ayant pris le corps de Saül et de ses enfants, qui étaient sur la muraille de Bethsan, ils revinrent à Jabès de Galaad, où ils *les brûlèrent.* Ils prirent leurs os, les ensevelirent dans le bois de Jabès, et ils jeûnèrent pendant sept jours. »

Comme les corps des rois d'Israël étaient brûlés en signe de vénération, le prophète Jérémie s'adressant à Sédécias, roi de Juda dans Jérusalem, s'écrie :

« Voici ce que le Seigneur vous dit : Vous ne mourrez point par l'épée, mais vous mourrez en paix, et l'on *brûlera votre corps* comme l'on a *brûlé les corps* des rois vos prédécesseurs (1). »

Par contre, lorsqu'il s'agit de l'impie roi Joram :

« Il mourut donc d'une horrible maladie, et le peuple ne lui rendit point dans sa sépulture les honneurs qu'on avait rendus à ses ancêtres, *en brûlant son corps* suivant la coutume (2). »

Les Romains commencèrent par incinérer leurs morts, à l'exemple des anciens peuples d'Italie ; mais peu à peu, sous prétexte d'honorer les ancêtres, ils ensevelirent leurs dépouilles mortelles dans les villes et conservèrent les momies dans leurs propres habitations.

Une peste meurtrière s'étant abattue sur Rome, trois de ses plus illustres citoyens se transportèrent en Grèce pour étudier le nouveau Code, et formuler, au nom de la santé publique, les ordonnances qui devaient prévenir les inconvénients de l'infection cadavérique.

Les lois des XII Tables contiennent la sanction de ces heureuses réformes.

« Hominem mortuum in urbe ne sepelito, neve urito.
» Rogum custumve novum proprius sexagenta pedes ne adiscito
» cœdes alienas, invito domino. Hoc plus ne facito, rogum ascia ne
» polito. »

Il n'est ici question que du bûcher ; l'exhumation et l'érection des tombeaux sont passées sous silence.

Parmi les exemples de crémation, je me borne à citer celui de Sylla (par une disposition testamentaire expresse), celui de Pompée (ses cendres, rapportées d'Égypte, furent placées par Cornélie, sa

(1) Jérémie, chap. XXXIV, vers. 5.
(2) Paralipomènes, chap. XXI, vers. 19.

femme, dans un tombeau de sa villa, près Albe), ceux des Césars, jusqu'aux Antonins.

Pendant la période de la décadence de l'Empire, les cérémonies funèbres se modifièrent comme toutes les autres institutions politiques et sociales.

En résumé, chez les Romains, la crémation, qui n'a été ni constante ni obligatoire, paraît avoir eu deux buts essentiels :

1° Mettre les dépouilles mortelles à l'abri des profanations de sépultures ;

2° Conserver les cendres, et faire revivre au sein du foyer domestique le souvenir de ceux qui en avaient été la joie et l'honneur.

Cette pratique civile, honorifique, dérivait si peu d'une préoccupation d'hygiène, qu'on dressait quelquefois des bûchers aux mânes, comme on fit pour les mânes de Thessalie après le désastre de l'harsale. La pratique vraiment religieuse, c'était l'inhumation, puisqu'elle seule ouvrait aux mânes les portes de l'enfer.

Au moment de l'apparition du christianisme, la sépulture était donc seule mise en usage dans toute la péninsule Italique. Les premiers chrétiens repoussèrent l'incinération avec d'autant plus d'énergie, que les païens y attachaient l'idée, non-seulement de la purification physique, mais aussi de la purification morale.

§ 3. — *Procédés pour l'opération.*

La crémation des cadavres et la conservation de leurs cendres devraient donc, par toutes sortes de raisons, se substituer au mode actuel d'ensevelissement, puisque avec elles, sans offenser l'hygiène et la religion, l'on peut honorer la mémoire de ceux qui ne sont plus.

La crémation imite parfaitement l'œuvre de la nature ; ce que celle-ci produit lentement par des voies obliques, par l'intermédiaire d'émanations infectes, de résidus putréfiés, la comburation l'accomplit avec rapidité et sans dangers, ne laissant à la surface de la terre qu'une petite masse de cendres, qu'il est facile de recueillir et de conserver.

Avant de décrire les procédés Polli, Gorini, Brunetti et Clericetti, nous allons emprunter au docteur G. Pini (1) la relation d'une crémation opérée dernièrement à Florence sur les bords de l'Arno :

« A minuit sonnant, fut apportée la dépouille mortelle de S. A. le prince indien Rajach de Kellapore.

» Le bûcher consistait en une pile de bois de 1ᵐ,50 carrés, fixée

(1) Pini, *Gazetta di Milano.*

et retenue au sol par sept barres de 8 mètres de longueur ; un second tas de bois était épars sur le sol.

» Après certaines cérémonies religieuses, le bûcher fut saupoudré de camphre et d'aromes, puis on déposa à la partie supérieure le corps entièrement enduit de naphtaline pure (la figure était cachée par un masque de matière onctueuse et tous les membres recouverts de matières résineuses, de feuilles de bétel, de parfums, de poudre de bois de sandal).

» On recouvrit alors le corps d'autres morceaux de bois, alternés avec des matières inflammables, puis le plus proche parent du prince mit le feu au bûcher.

» Quoique la flamme fût alimentée par un vent impétueux, le cadavre était à peine consumé à sept heures du matin ; à dix heures, le feu étant presque éteint, il ne restait plus sur place qu'un monceau de cendres.

» Le prêtre indien en recueillit une petite quantité au centre du bûcher ; le reste fut jeté au vent dans la direction de l'Arno. »

On comprend parfaitement que ce procédé, aussi long que dispendieux, ne serait pas de nature à vulgariser parmi nous la méthode de l'incinération.

C'est au gazomètre de Milan que le docteur Polli a fait sa première expérience.

Dans une cornue d'argile réfractaire de forme cylindrique, servant à la distillation du charbon de terre, il plaça le cadavre d'un chien barbet du poids de 10 kilogrammes (noyé pour contravention aux ordonnances de police municipale sur la muselière).

L'appareil était chauffé par une couronne de flammes issues d'un tube circulaire perforé ; afin de rendre la combustion plus active, le gaz d'éclairage était mêlé à une certaine quantité d'air pur. La crémation dura plusieurs heures, produisant une fumée assez épaisse, à odeur de viande rôtie ; après la carbonisation, le savant chimiste put obtenir une incinération complète, c'est-à-dire la calcination de toutes les parties solides du cadavre représentées par le poids de 850 grammes.

Ce premier essai prouve ainsi la possibilité de réduire en cendres le cadavre d'un animal avec les flammes du gaz d'éclairage. Le poids de la cendre représente environ le 1/12e du poids du corps.

Voici les résultats d'une deuxième expérience entreprise quelques jours après dans le même établissement :

Le professeur Polli avait disposé la cornue verticale de manière à pouvoir brûler la fumée à sa sortie même du récipient.

Les conduits qui amenaient le gaz d'éclairage étaient disposés de manière à mieux favoriser son mélange avec l'air pur. Dans ces conditions, un gros chien du poids de 19 kilos fut incinéré au bout de deux heures, laissant un résidu de 973 grammes de cendres.

Le professeur P. Gorini, auteur d'un ouvrage très-important intitulé : *I vulcani sperimentali*, a procédé au mois de septembre 1872, dans son laboratoire de Lodi, à des expériences très-intéressantes, en présence d'une brillante réunion d'hommes du monde et de savants.

Il fait liquéfier dans deux creusets, à une température très-élevée, une matière dont il a gardé jusqu'ici le secret. Lorsque, après quelques instants, le liquide a atteint le degré d'ébullition nécessaire pour désagréger les tissus, même les plus résistants, il place dans le creuset une partie du corps humain (pied, jambe, cuisse, main, tête).

Dès que le membre a touché le liquide incandescent, il est enveloppé d'une flamme des plus vives ; puis, au bout de vingt minutes, il se trouve complétement détruit, la partie volatile de ses principes organiques s'élève dans les nues sous forme de gaz, tandis que les principes fixes, calcinés et incinérés, restent au fond sous forme de cendres qui se déposent sur une toile métallique très-serrée.

L'œuvre de destruction s'accomplit rapidement et en silence, sans crépitation d'aucune sorte, sans odeur incommode.

Les gaz se répandent dans les airs pour aller féconder de nouveaux êtres ; les cendres sont rendues à la terre pour remplacer les bases métalliques qu'elle avait perdues.

Le professeur Brunetti (de Padoue) a imaginé les appareils qu'il avait réunis dans une vitrine spéciale de l'Exposition universelle de Vienne, après s'être convaincu, par cinq expériences exécutées sur des cadavres humains dans les circonstances les plus variées (combustibles divers, — cornues de gazomètre, — vase clos, — air libre), que « l'incinération totale des cadavres et la calcination complète des os, avec le feu, est impossible dans les conditions ordinaires ».

Description : 1° Fournaise (*forno*) en briques (ordinaires ou mieux réfractaires) figurant un parallélogramme, munie, sur ses parois, de dix ouvertures, afin de diminuer ou d'augmenter à volonté la circulation de l'air, et partant l'intensité du feu ; à sa partie supérieure est creusée une gouttière en tuiles destinée à recevoir :

2° Un grand cerceau en fer (*sostegno*) sur lequel viennent s'abattre :

3° Des volets cintrés en fonte, formant dôme (*riverberi*), pouvant être ouverts ou fermés au moyen de régulateurs, de manière à répercuter les flammes et à concentrer le calorique ;

4° Une large plaque métallique de peu d'épaisseur (*supporto*) sur laquelle repose le cadavre fixé par de gros fils de fer. Ses dimensions sont calculées de manière à ménager la libre circulation de l'air lorsqu'il est introduit dans la fournaise.

L'opération comprend trois périodes : l'embrasement du cadavre, sa combustion spontanée, l'incinération des parties molles et la calcination des os.

Première période. — Demi-heure après avoir mis le feu à la pile de bois placée dans la fournaise commence l'inflammation du cadavre. Il se dégage pendant ce temps une quantité considérable de gaz, et c'est à ce moment qu'il est indispensable de manœuvrer les volets de fonte (*riverberi*).

Deuxième période. — La combustion spontanée du cadavre qui se produit alors « impressionne toujours l'esprit et vous rend pensif ». Si la pile de bois a été convenablement disposée, deux heures suffisent pour obtenir une carbonisation complète.

Troisième période. — Après avoir ouvert les volets, on réunit, au moyen d'une palette à crochets, sur la plaque qui sert de support, la masse carbonisée ; puis on abaisse sur elle une nouvelle plaque de fonte (pour concentrer davantage la chaleur) ; finalement, on renouvelle le combustible.

Au moyen de ces appareils (avec une dépense de 70 à 80 kilogrammes de bois), on obtient en deux heures une crémation complète (incinération des parties molles et calcination parfaite des os).

Lorsque la fournaise est refroidie, les cendres et les os sont recueillis et déposés dans des urnes funéraires.

La dernière expérience du professeur Brunetti a été faite sur un homme de cinquante ans, mort à la suite d'une bronchite chronique.

Le poids du cadavre était de 51 kilogr. et son volume représenté par un cube de 35 centimètres d'arête.

Après l'opération, le poids était réduit à 1 kilogr. 770 grammes, les os étaient blancs, à cassure lisse, à arêtes vives.

Le docteur Terruzzi (de Milan) et l'ingénieur Betti (de Plaisance) proposent une fournaise chauffée par du coke, et alimentée par un fort courant d'air atmosphérique, afin d'activer la destruction complète des produits de la combustion et de la crémation.

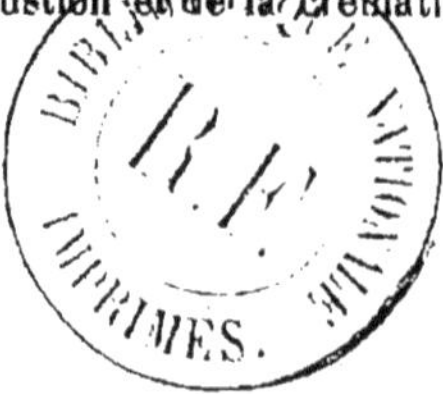

Ils placent dans ce four l'étui cylindrique ou récipient de fer qui renferme le corps à incinérer.

L'une des extrémités de cette caisse métallique (celle que l'on introduit la première) est fermée ; l'autre extrémité (qui reste en avant, à l'ouverture d'entrée) est munie d'un couvercle qui entre à frottement. De sa partie centrale part un tube métallique, recourbé, dont l'extrémité libre et ouverte vient aboutir au centre de la colonne d'air atmosphérique qui active la combustion.

Par cette ingénieuse disposition, les gaz qui se dégagent du cadavre s'enflamment et viennent augmenter ainsi la puissance comburante de la colonne d'air.

Deux chiens, du poids de 24 kilogr., placés dans la fournaise, ont été réduits, au bout de six heures, en une masse carbonisée et incinérée, du poids de 900 grammes.

Le docteur Du Jardin (de Gênes) avait déjà imaginé une disposition analogue (1).

On plaçait le cadavre dans un grand tube cylindrique à section sphérique d'un côté, à section horizontale de l'autre ; celle-ci était hermétiquement fermée par une plaque de fer servant de porte ; dans la partie sphérique était pratiquée une ouverture assez grande pour donner passage aux gaz qui se développent de la combustion du corps ; ces gaz, essentiellement inflammables, étaient transportés au moyen d'un tube métallique au centre du foyer de chaleur pour activer la puissance comburante.

Préalablement, on pouvait faire arriver le tube en question dans un vaste récipient contenant de l'eau de chaux, afin d'empêcher la dispersion des gaz dans l'atmosphère, et de neutraliser leur mauvaise odeur.

Les docteurs Musatti et Calucci proposent de remplacer le gaz d'éclairage par du gaz hydrogène pur (que l'on obtient facilement par la décomposition de la vapeur d'eau pendant son passage sur des charbons incandescents).

M. Franck partage l'avis des ingénieurs anglais qui admettent la possibilité de produire du gaz d'éclairage par la combustion des corps humains.

Partant de ce principe, M. Rudler, en recherchant le moyen le moins repoussant à la vue, le plus sain, et le plus économique pour brûler les corps, proposait, en 1857, à son ami le docteur Caffe le suivant : Placer le corps dans une cornue à gaz et le distiller jus-

____

(1) Voyez *La Salute*, septembre 1867.

qu'à parfaite réduction en cendres ; les gaz provenant de cette distillation pourront servir à l'éclairage, après avoir traversé des appareils
à lavage très-puissants.

Le docteur Clericetti, en perfectionnant les procédés du docteur
Polli, s'est surtout préoccupé de la pensée de remplacer les idées
positivistes de four, de cornue, de procédé industriel, par des idées
morales plus élevées : « Dans un pays de traditions artistiques et
religieuses comme l'Italie, il faut conserver à l'opération toutes les
formes d'une cérémonie, toutes les apparences d'une pompe religieuse ».

M. Clericetti se sert du gaz d'éclairage, qui possède un pouvoir
comburant très-énergique, pouvoir que l'on peut augmenter en
mélangeant le gaz avec de l'air atmosphérique, plus ou moins com-
primé, au point d'atteindre la haute température de fusion des
métaux.

Le cylindre dans lequel s'effectue l'incinération est construit en
matière réfractaire, entouré à l'intérieur, de haut en bas, de cercles
de fer creux et perforés, de manière à envelopper le corps d'une couronne non interrompue de flammes.

Ce cylindre est lui-même enfermé dans un grand vase, urne de
forme artistique, ornée de bas-reliefs, placée au centre d'une petite
chapelle circulaire, dont les parois sont ornées de dessins et de
peintures !

Deux séries d'expériences ont été faites à Londres, grâce à l'initiative de sir H. Thompson ; toutes ont porté sur des animaux :

Dans la première série, à laquelle assistait le docteur Georges
Buchanan (*du board of Trade*), on plaçait dans un four à réverbé-
ration, de grande puissance, des corps de divers animaux (de poids
et de grandeur moyenne), et en moins d'une heure, les résidus de
l'incinération n'étaient plus représentés que par une portion relativement minime de matière terreuse blanchâtre et fragile :

Corps émacié du poids de 47 livres. — Résidu de 1 livre 3/4 au
bout de 25 minutes.

Corps bien nourri du poids de 140 livres. — Résidu de 4 livres
après 50 minutes.

L'opération s'était effectuée sans que rien ne décelât, ni à la vue
ni à l'odorat, cette rapide décomposition ; les gaz de toute nature
provenant de l'incinération du corps placé dans l'appareil, étaient
immédiatement, et au fur et à mesure de leur production, brûlés en
traversant une seconde fournaise.

Dans la deuxième série d'expériences, sir Thompson a obtenu

une combustion plus rapide et plus complète, en se servant des fours inventés par le docteur William Siemens.

Un corps parfaitement nourri, du poids de 227 livres, placé dans une caisse cylindrique (de 7 pieds de long sur 5 de diamètre) chauffée à l'intérieur à une température de 2000 degrés Fahrenheit, n'a laissé au bout de 55 minutes qu'une masse de cendres de 5 livres.

L'opération s'est effectuée sans traces de fumée dans l'air, sans odeur de nulle sorte, avec une modique dépense de quelques schellings.

Par le système Siemens, on emploie le combustible à l'état gazeux, en transformant la houille en oxyde de carbone et en hydrogène carboné.

Au sortir du four distillatoire, les gaz sont amenés dans l'appareil où s'effectue la crémation, et ils sont brûlés au moyen d'une introduction d'air atmosphérique, rationnellement calculée.

Le travail de sir Thompson contient les détails les plus circonstanciés sur l'installation des appareils : la surface intérieure du cylindre unie et presque polie, est chauffée par un hydrocarbure mélangé à de l'air porté à une très-haute température. Les revêtements du cylindre sont eux-mêmes portés à la température du rouge-blanc.

Aucune matière solide, aucun corps étranger ne pénètre dans la caisse métallique ; on y place le corps ; et puis on en recueille aisément les cendres.

Les gaz qui sont produits par l'incinération du corps, tout d'abord très-abondants, passent à travers une chambre formée par des briques réfractaires qui s'entrecroisent, laissant des milliers d'interstices que traversent les courants d'air chaud.

Par cette disposition particulière de la chambre, la surface de chauffe est la plus grande possible, et la destruction du gaz la plus prompte, sans qu'aucune parcelle de fumée s'échappe par la cheminée du four.

Le procédé par chauffage régénérateur de MM. Siemens (de Dresde) permet d'atteindre la température la plus élevée, et cela le plus promptement possible, et dans un espace relativement restreint.

Le système de MM. Siemens se compose de trois parties distinctes :

1° Le *générateur*, espèce de four alimenté par un combustible quelconque (bois ou charbon de terre). On limite l'accès de l'air de façon à produire un gaz (mélange d'oxyde de carbone, d'azote,

d'hydrogène carboné) qui sort du générateur à une température de
150 à 200 degrés pour entrer dans le régénérateur.

2° Le *régénérateur*, pièce de forme cubique dont les murs exté-
rieurs sont de pierre réfractaire, et dont l'intérieur est rempli par
des murs disposés horizontalement et verticalement en forme de
grillage. Cette maçonnerie intérieure s'échauffe au contact des gaz
combustibles qui pénètrent ensuite dans le caléfacteur, et en sortent
par une cheminée d'appel très-élevée.

3° Le *caléfacteur*, ou chambre à combustion, dans lequel se fond
et brûle le corps au milieu d'une très-haute température, puisque
l'air et les gaz combustibles qui y pénètrent sont portés à la chaleur
blanche. La maçonnerie est faite en briques réfractaires.

Par cette ingénieuse disposition, on peut élever indéfiniment la
température : les gaz et l'air surchauffé échauffent les pierres et les
briques réfractaires, et la chaleur à laquelle celles-ci sont portées
maintient et augmente la caloricité des premiers.

§ 4. — Objections.

C'est ici le moment d'énoncer les principales objections qui ont
été formulées contre cette pratique, et de les combattre sommaire-
ment par des raisons plausibles.

Celles que nous appellerons de sentiment, tiennent à la répugnance de voir les dépouilles mortelles d'un homme brûler, à petit
feu, sur un tas de bois, au milieu des charbons, avec lesquels
ses restes viennent se mêler et se confondre.

Mais ne peut-on vaincre cette répugnance par les moyens
qu'offre aujourd'hui la chimie pour carboniser et incinérer les corps,
dans des vases parfaitement disposés pour recueillir les résidus de
l'opération ?

Le docteur Rota (de Chiari) ne peut se faire « à cette pensée
triste et décourageante d'une mère, d'un fils, d'un époux laissant
brûler dans une cornue, par les mains d'un chimiste, voire même
d'un employé des pompes funèbres, les dépouilles d'un fils, d'un
père, d'une femme, que l'on a tendrement aimés ».

Partisan dévoué du libre arbitre et de la liberté individuelle la plus
absolue, nous respectons, sans la partager, l'opinion toute sentimentale de cet honorable confrère

Les écrivains trop orthodoxes qui l'ont condamnée parce qu'elle
était contraire au verset biblique : « Vous mangerez votre pain à
la sueur de votre visage jusqu'à ce que vous retourniez à la terre
d'où vous avez été tiré, car vous êtes poussière, et vous retournerez

en poussière (1), » se sont tenus plus à la lettre morte du texte qu'à sa pensée métaphysique et vivifiante.

Dans les versets suivants de l'Ecclésiastique, de Job, de la Sagesse, de la Genèse, la réduction en cendres des corps est rappelée comme une image de la caducité humaine :

« Le soleil contemple ce qu'il y a de plus élevé en haut des cieux, mais tous les hommes ne sont que terre et que cendres (2). »

« Toute chair périrait en même temps, et tous les hommes retourneraient en cendres (3). »

« Nous sommes nés comme à l'aventure, et après la mort nous serons comme si nous n'avions jamais été. La respiration est dans nos narines comme une fumée, et l'âme est comme une étincelle de feu qui remue notre cœur. »

« Lorsqu'elle sera éteinte, notre corps sera réduit en cendres : l'esprit se dissipera comme un air subtil, notre vie disparaîtra comme une nuée qui passe, et s'évanouira comme un brouillard qui est poussé en bas par les rayons du soleil (4). »

« Abraham dit ensuite : Puisque j'ai commencé, je parlerai encore à mon Seigneur, quoique je ne sois que poudre et que cendre (5). »

« Son cœur n'est que cendre (6). »

« Pourquoi la terre et la cendre s'élèvent-elles d'orgueil (7)? »

Pour expliquer comment le mot *cinis* est plus souvent employé que celui de *pulvis*, il ne faut pas perdre de vue que les premiers Hébreux étaient imbus des principes de la civilisation égyptienne, et que, par conséquent, le *pulvis* était plus en opposition avec la méthode d'embaumement qu'avec celle de la crémation.

Le Christianisme, et c'est là l'un de ses grands mérites, n'a jamais professé un culte superstitieux pour les cadavres ; il ne croit pas leur conservation indispensable, il ne s'oppose pas à ce qu'ils soient réduits en poussière. Ce qui le préoccupe le plus, c'est de protéger les dépouilles mortelles des défunts contre les profanations de toute sorte, et contre les dispersions sacriléges.

Les objections que nous dirons scientifiques ont été présentées par le docteur Amédée Latour et par le professeur Grandesso-Silvestri.

(1) Genèse, chap. III, vers. 19.
(2) Ecclésiastique, chap. XVII, vers. 31.
(3) Job, chap. XXXIV, vers. 15.
(4) Sagesse, chap. II, vers. 2, 3.
(5) Genèse, chap. XVIII, vers. 27.
(6) Sagesse, chap. XV, vers. 10.
(7) Ecclésiaste, liv. IV, chap. X, vers. 9.

D'après le premier, « si le système de la crémation des cadavres avait prévalu sur toute la terre depuis l'époque de Socrate seulement, il y aurait longtemps que l'humanité serait morte de froid par destruction et combustion de toute matière combustible.

Du moment où, par le fait de l'incinération, les principes organiques du cadavre humain sont réduits en gaz qui s'élèvent dans l'atmosphère, et en principes fixes, bases métalliques ou cendres pouvant servir d'engrais à la terre, on ne s'explique pas d'une manière satisfaisante la destruction complète de toute matière combustible.

L'objection de M. Latour pourrait peut-être avoir quelque raison d'être si l'on se reporte aux crémations des anciens, sur de grands bûchers de bois ; mais les moyens perfectionnés que la science possède aujourd'hui sont de nature à éloigner de pareilles appréhensions.

Le professeur O. Grandesso-Silvestri s'oppose à la crémation au nom de l'anthropologie et de la phrénologie.

« Les sépultures humaines à partir des cavernes, des mammouths et des rennes, en descendant les siècles jusqu'aux six mille ans qui nous séparent des momies, et ainsi de suite dans la série des âges, nous ont tracé la chronologie du genre humain. Cette chronologie n'aurait-elle pas disparu si l'incinération avait été toujours mise en usage ?

» Cela conduit à considérer l'importance des restes organiques en rapport avec la lumière qu'ils ont répandue sur la géologie, les faunes et les flores.

» Et lorsqu'il s'agit de l'étude des races antéhistoriques par la phrénologie, n'est-il pas nécessaire de trouver dans les sépulcres les enseignements et les constatations indispensables ?

» Si la pratique de la crémation était généralisée, ceux qui viendraient après nous trouveraient incontestablement un vide fâcheux dans l'histoire et dans la science. »

En reproduisant cette note dans la *Gazette médicale des provinces vénitiennes*, le rédacteur en chef la fait suivre des réflexions suivantes :

« La science ne peut pas déclarer la guerre à la science ! Rien de plus facile que de donner pleine satisfaction aux anthropologistes et aux phrénologistes, en garnissant leurs cabinets des échantillons et des types destinés à perpétuer les caractères précis des squelettes de notre époque et des époques successives.

» D'ailleurs, les arts modernes ne nous donnent-ils pas les moyens de fixer, d'une manière durable, et nos ressemblances et nos caractères dans l'échelle zoologique ?

» Au moyen de la sculpture, de la gravure, de la peinture, de l'imprimerie, de la photographie, les savants qui s'occupent de ces intéressantes études pourront toujours léguer aux âges futurs les plus reculés, les éléments d'une conviction sérieuse et parfaitement déterminée. »

L'objection qui nous paraît la plus péremptoire est fournie par la médecine légale.

La crémation enlève la possibilité des exhumations, c'est-à-dire des investigations que réclame la justice après la mort, dans les cas de crimes.

Pour la combattre, le professeur Coletti se demande d'abord si la santé de populations entières ne doit pas passer avant l'impunité qui pourrait résulter, dans un cas exceptionnel, pour un coupable.

Les docteurs Polli et Castiglioni se joignent à lui pour démontrer que le procédé de l'incinération procurerait à la justice pénale, des résultats incomparablement supérieurs à ceux fournis par les ressources de l'exhumation actuelle.

Seulement, tous trois sont unanimes pour reconnaître la nécessité d'établir un mode de constatation de décès plus sérieux, plus scientifique, pouvant avoir le double avantage d'éloigner les dangers d'erreurs dans les cas de mort apparente, et de fournir des matériaux intéressants à l'anatomie pathologique.

Nous partageons complètement cette manière de voir, en nous plaçant sous l'égide de la maxime tutélaire: *Salus populi suprema lex esto.*

Le docteur Caffe et Rudler proposent d'adjoindre à chaque établissement de combustion, un laboratoire de chimie dans lequel seraient analysés le foie et les intestins des individus désignés par les médecins vérificateurs des décès et par les commissaires de police.

Sir Henry Thompson voudrait conserver dans des bocaux spéciaux une partie de l'estomac et des intestins, de manière à pouvoir toujours à un moment donné procéder à l'analyse chimique.

Pour lui, la croyance où serait le malfaiteur, que l'on peut en toute occasion découvrir le corps du délit, serait de nature à arrêter sa main criminelle.

Deux autres objections sont tirées, et du trop grand espace nécessaire pour abriter les urnes, et de la forte dépense de l'opération.

Le pieux usage de conserver dans des urnes funéraires les cendres des parents est ainsi apprécié par le docteur Latour :

« Supposez où en serait aujourd'hui une famille qui, depuis Jésus-Christ, aurait conservé les cendres de tous ses aïeux. L'immensité du Louvre réuni aux Tuileries ne suffirait pas au logement des urnes funéraires d'une seule famille. »

Le professeur Castiglioni a combattu cette objection, devant le Congrès de Florence, par des calculs arithmétiques.

Il nous semble que, d'une part, notre confrère suppose des urnes de grande dimension, et que, de l'autre, il ne tient pas compte de la matière première de ces urnes mêmes et des injures qu'elles recevront du *Tempus edax*.

« Il ne faudra pas beaucoup d'espace, écrit le docteur G. Pini (1), pour placer les urnes qui contiennent les cendres de nos ancêtres.

» Nos pères couvraient de sépulcres les voies publiques, et le respect de la tombe n'en était pas moins sacré.

» On voit à Pompéi une longue et vaste rue, sur les côtés de laquelle s'étagent des urnes funéraires. Sous cet aspect, la mort est moins triste, moins dur est le divorce des vivants avec les trépassés.

» Si quelqu'un, jaloux des cendres de ceux qui lui ont été le plus chers, voulait les mettre à l'abri des regards des profanes et les soustraire aux injures du temps, ne pourrait-il pas les cacher sous le toit domestique?

» De toutes les religions, la plus poétique sera celle qui pourra substituer aux images mythologiques le culte des morts, les vrais pénates de la maison et de la famille. »

On s'est beaucoup exagéré le taux de la dépense que nécessite l'incinération complète du cadavre.

Sans doute, avec le procédé des bûchers en usage chez les Grecs et chez les Troyens, il faudrait employer des quantités considérables de bois et de matières résineuses et inflammables; mais avec les ressources de la chimie moderne, on arrivera à une dépense abordable même pour les pauvres.

Ce sont là d'ailleurs des circonstances accessoires, des détails qui seront facilement résolus par la pratique journalière de la méthode.

Le gaz d'éclairage employé par le docteur Polli, à Milan, ne coûte pas très-cher; du reste, ce savant chimiste se propose de fixer, dans une troisième expérience, et la quantité du gaz nécessaire pour obtenir l'incinération complète d'un chien de taille ordinaire, et la dépense afférente à l'opération.

Le procédé du professeur Gorini exigerait, pour la combustion d'un seul cadavre, une somme assez élevée (60 à 70 francs environ), parce qu'il faut employer beaucoup de combustible pour porter à l'état de fusion la matière qui doit amener la crémation. Mais une fois que cette haute température se trouve atteinte, la matière en fusion peut servir à la destruction de plusieurs corps. La dépense diminuera de la sorte en raison du nombre des morts, de manière que si l'on en brûle une dizaine dans la même période, on réduit la dépense à 6 ou 7 francs.

---

(1) Pini, *Gazette de Milan*.

Les procédés Brunetti et Thompson n'exigent qu'une dépense minime.

CHAPITRE II

ÉTAT DE LA QUESTION

§ Ier. — *En France.*

Dans les premières années du siècle, la question des sépultures a vivement préoccupé les médecins hygiénistes, les savants et les législateurs français.

Le mémoire sur les *sépultures nationales* de Legrand-d'Aussy (an V de la République) pose nettement la nécessité de substituer l'incinération des corps à leur inhumation.

La commission du Conseil des Cinq-Cents, chargée de préparer un projet de loi sur cette réforme, fit déposer son rapport sur la tribune, le 25 brumaire an V.

L'article 5 reconnaissait à chaque famille la liberté de choisir entre les deux modes ou procédés de crémation ou d'inhumation.

L'article 8 imposait l'obligation d'allumer le bûcher ou de creuser la fosse en dehors de l'enceinte de la ville.

Voulant agir en parfaite connaissance de cause, le ministre de l'intérieur avait envoyé à tous ses préfets, en leur demandant un avis motivé, le projet de loi Cambry, consacrant la possibilité de cette nouvelle pratique, en respectant avant tout la liberté individuelle.

Afin de répondre aux justes préoccupations de l'opinion publique, l'Institut de France proposa un prix de 1500 francs pour l'étude scientifique de la question.

Dans les quarante mémoires envoyés au concours, les auteurs se prononcent pour l'adoption du système ; mais tous, au nom des principes de liberté, demandent que la crémation soit facultative.

Ce qui les préoccupe outre mesure, c'est la dépense énorme de combustible.

Nous avons déjà réduit cette objection à sa juste valeur.

Les articles publiés en 1856 et 1867 par le docteur Caffe, pouvant être considérés comme le reflet fidèle des idées des partisans de la réforme, nous nous faisons un devoir d'en donner ici le résumé sommaire :

« Si l'on substituait la crémation, cet antique, noble et digne procédé de conservation des siens, à la dégoûtante et dangereuse méthode de putréfaction par l'inhumation, il est bien certain que le culte de la famille et des morts gagnerait en moralité autant que l'hygiène.

» Le système actuel d'inhumation est reconnu sans contradiction sérieuse, mauvais, embarrassant, préjudiciable à tous les points de vue, contraire à toutes les prescriptions de l'hygiène, attentatoire à la piété envers les morts, aux droits de tous les hommes, répugnant à la civilisation et au cœur humain.

» La crémation est un système funéraire qui réunit à la fois toutes les conditions réclamées par la morale et la religion, par l'hygiène et l'économie domestique.

» En laissant au peuple la possibilité de conserver religieusement les cendres de ses morts dans des urnes réunies dans un *columbarium* (chambre sépulcrale des Romains), on lui donne des ancêtres et une généalogie. »

M. A. Bonneau a publié (1) des articles justement appréciés.

Les docteurs Lapeyrère (2), Dechambre (3) et Latour (4) ont inséré dans leurs journaux des appréciations dont nous nous sommes occupés dans le premier chapitre.

Une chose remarquable, et qui nous paraît assurer, dans un avenir prochain, le triomphe de la réforme, c'est que tous les auteurs qui s'en sont occupés sont unanimes pour reconnaître la nécessité de respecter tout d'abord le libre arbitre des citoyens.

Avant tout, elle sera facultative, et toujours chaque famille pourra donner la préférence à l'une des deux méthodes, l'ensevelissement ou la crémation.

La question de l'incinération des cadavres devait naturellement se présenter pendant les tristes événements de la fatale guerre de 1870.

Pour combattre les dangers que feraient courir à la santé publique les milliers de cadavres victimes de ces batailles meurtrières, le docteur Lapeyrère proposait la crémation, « ce mode impopulaire dans notre civilisation, mais devant lequel les Hébreux, nos pères en religion, n'hésitaient pas, en vue de prévenir la contagion ».

M. l'inspecteur Laveran, directeur de l'école du Val-de-Grâce, ayant appelé l'attention du Conseil de santé sur la nécessité d'employer au plus tôt les procédés de crémation, M. l'intendant général Robert s'empressa de réclamer l'avis du médecin en chef de l'armée de Paris.

(1) Bonneau, *La Presse*.
(2) Lapeyrère, *France médicale*.
(3) Dechambre, *Gazette hebdomadaire*.
(4) Latour, *Union médicale*.

Dans sa dépêche du 27 septembre 1870, M. le baron Larrey, tout en recommandant une prudente réserve en présence de la législation actuelle, propose cependant à l'administration supérieure de faire appel à la science et aux lumières de ses collègues de l'Académie des sciences et de l'Académie de médecine.

Pour notre éminent confrère, « la question est complexe », car « cette pratique, fort rationnelle aux yeux de beaucoup de médecins, est controversée par d'autres, et opposée en même temps aux idées religieuses et morales de l'ordre le plus élevé ».

Lorsqu'aux désastres de l'invasion prussienne vinrent s'ajouter, pour la glorieuse capitale, les malheurs de la guerre civile, on put voir autour de Paris, dans un périmètre de plusieurs lieues, sur tous ces champs de carnage et de mort, le triste et navrant spectacle d'une masse d'inhumations précipitées et d'ensevelissements à fleur de terre.

Justement ému des inconvénients qui résultaient pour la santé publique de ce déplorable état de choses, le médecin en chef de l'armée provoqua la réunion des deux Conseils d'hygiène et de salubrité de Paris et de Versailles, afin de prendre les mesures les plus opportunes.

Dans un rapport très-intéressant, en date du 27 mai 1871, le baron Larrey démontre la nécessité de choisir pour cimetière : « un terrain perméable, apte au drainage, dans lequel seraient creusées des fosses profondes, inondées de chaux vive, tendant à se combiner par une sorte de combustion lente : ce serait une véritable crémation latente dont les effets inaperçus n'offenseraient ni les croyances religieuses, ni les habitudes locales ».

Ces fosses seraient naturellement « recouvertes d'une couche de terre assez épaisse pour favoriser la végétation, et neutraliser l'émanation des principes volatils ».

Le document français le plus récent (1874), c'est le rapport présenté au Conseil municipal de Paris, par M. Hérold, sur le projet de création d'un cimetière parisien à Méry-sur-Oise.

Voici le passage qui nous intéresse :

« Ce n'est pas sans regrets que quelques membres de la commission ont dû renoncer à vous proposer l'examen du système de la *crémation*. Selon eux, la crémation n'aurait pas seulement l'avantage incontesté de simplifier la solution de la question matérielle au double point de vue de la salubrité et de l'espace ; loin de nuire au culte des morts, elle en rendrait l'exercice plus facile et par conséquent plus général encore. On ajoute que s'il existe des préjugés contre la crémation, ce ne serait là qu'une raison de ne pas la rendre obligatoire, mais que ce n'en serait pas de l'interdire.

» L'objection tirée de ce que la crémation permettrait quelquefois de faire disparaître rapidement les traces d'un crime est plus sérieuse, mais encore n'a-t-elle qu'une faible valeur, quand on peut répondre que tous les décès sont soumis à une vérification attentive qui peut être rendue plus rigoureuse encore, et que dans les cas suspects, sur la réquisition de toute personne, le permis de crémation devrait être refusé.

« Quoi qu'il en soit, votre commission a pensé unanimement : d'abord, qu'elle devait s'incliner devant la loi actuelle ; en second lieu, qu'elle n'avait pas même à émettre sur ce point le vœu d'une réforme législative, qui n'est pas réclamée par le sentiment public. »

§ 2. — *En Italie.*

La question de l'incinération des morts posée en 1869 au Congrès médical international de Florence par les professeurs Coletti et Castiglioni, au nom de la santé publique et de la civilisation, a été favorablement accueillie par un vote unanime de l'Assemblée.

Le Congrès de Rome de 1871 a émis le même vœu « que par tous les moyens possibles on tâche d'obtenir légalement, dans l'intérêt des lois d'hygiène, que l'incinération des cadavres soit substituée au système actuel d'inhumation ».

Pour encourager ces intéressantes études, en leur donnant une direction plus pratique, l'Institut royal des sciences et lettres de Lombardie a rédigé le programme pour le prix Secco-Comneno (quinquennal, 1877) en ces termes :

« Indiquer une méthode de crémation des cadavres que l'on puisse
» substituer au mode actuel d'inhumation, afin de préparer les voies
» (*spianare la via*) à cette réforme hygiénique. Il s'agit de dé-
» montrer, au moyen de bons arguments appuyés (*avvalorati*) par
» des expériences sur les animaux, que la méthode est exempte
» d'inconvénients, qu'elle est expéditive, économique, de nature à
» respecter et les us et coutumes civils, et les convenances so-
» ciales. »

En accentuant d'une manière plus énergique ses opinions, ce même Institut a fait parvenir aux deux chambres du royaume la déclaration suivante :

« L'Institut lombard, profondément convaincu que l'adoption des procédés de crémation marquerait une étape de progrès dans la voie de la civilisation, espère que le gouvernement fera tous ses efforts pour que l'Italie soit la première à l'adopter et à donner ainsi l'exemple aux autres nations civilisées. »

L'éclat du nom des promoteurs de la réforme, leur incontestable compétence, la position élevée qu'ils occupaient et dans l'estime publique, et dans l'affectueux dévouement du corps médical tout entier, devaient nécessairement engendrer un mouvement scientifique des plus significatifs.

Nous consacrerons un chapitre spécial aux travaux publiés sur la matière de 1857 à 1874.

Pour le moment, nous nous bornons à constater que des mémoires très-importants ont été présentés aux principales sociétés savantes de la Péninsule (Institut royal des sciences et lettres de Lombardie ; Académie des sciences et lettres de Padoue ; Société médico-physique de Florence).

Afin de vulgariser ces idées d'une manière plus immédiate, de savants confrères ont fait des conférences au centre de l'Italie (Florence), au nord et au midi (Milan et Naples), à l'occident et au levant (Gênes et Venise).

D'autre part, les journaux politiques de toutes nuances, les revues et recueils scientifiques et littéraires publiés dans les grandes villes du royaume, ont largement ouvert leurs colonnes à la discussion, parfois la plus animée, toujours la plus intéressante.

La rédaction d'un nouveau Code sanitaire pour le royaume d'Italie devait naturellement porter à l'ordre du jour de la discussion législative, les questions afférentes aux divers modes de sépulture et, quand au mois d'avril 1873, elles se sont présentées devant le Sénat, le professeur Maggiorani a pu faire insérer, malgré les scrupules du ministre Lanza, à l'article 185, chapitre I, titre IX, la *faculté* pour les familles d'adopter les procédés de crémation, après l'autorisation préalable du Conseil supérieur de santé.

La Chambre des députés étant appelée à sanctionner ces dispositions législatives, les docteurs Bono et Amati (afin d'exercer sur elle une pression scientifique salutaire) ont eu l'heureuse idée de convoquer à Milan, dans une conférence publique, tous ceux qui, à un titre quelconque, s'étaient occupés de la matière.

Plus de cinq cents personnes appartenant à toutes les classes de la société ont répondu à l'appel.

Après les discours très-applaudis des docteurs Polli, Pini, Coletti, Musatti, Amati, Tarchini-Bonfanti, Sacchi, Du Jardin, l'assemblée a émis à l'unanimité le vœu :

« Que le Parlement italien, dans la prochaine discussion du nouveau Code sanitaire, déjà approuvé par le Sénat, admette à l'article 185, comme facultative, la crémation des cadavres sous la surveillance immédiate des syndics des communes. »

En raison des résultats importants de cette conférence, nous allons résumer ici les diverses communications.

A l'ouverture de la séance (6 avril 1874), le président commandeur, G. Polli, indique en quelques mots éloquents l'objet de la réunion.

Le secrétaire A. Pini fait l'histoire de la réforme de 1857 jusqu'à ce jour.

Le professeur Coletti, recteur de l'Université de Padoue, se félicite des progrès réalisés depuis son premier appel ; il engage l'Administration supérieure à suivre l'exemple de la commune de Vienne, en réservant dans les nouveaux cimetières la place nécessaire à l'installation d'appareils de crémation.

Le professeur Polli, pour prouver que l'inhumation des cadavres altère l'air que nous respirons, et l'eau que nous buvons, en souillant de matières organiques, en décomposition, et l'atmosphère et les sources souterraines, rappelle les récentes recherches du professeur Selmi, de Mantoue, et les analyses chimiques des professeurs Pavesi et Rotondi, sur les eaux de Milan. L'annonce de ces deux faits scientifiques mis en relief par le président, a fortement impressionné les médecins et les chimistes de l'assistance.

Le docteur Tarchini-Bonfanti discute les objections présentées au nom de la médecine légale (la destruction des cadavres désarme la justice et lui ôte les moyens de découvrir le corps du délit).

Vrais en théorie, ces arguments sont exagérés dans la pratique de tous les jours ; leur valeur diminue avec le fonctionnement d'une vérification des décès plus régulière, avec les précautions que l'on peut prendre en pratiquant préalablement, dans les cas suspects ou douteux, l'autopsie ou l'analyse chimique.

Les cas d'exhumations juridiques sont d'ailleurs très-rares : pendant une longue et active pratique d'expert (vingt-six ans), le célèbre médecin légiste n'en a vu opérer que dix, parmi lesquelles six ont fourni des résultats négatifs.

Les autres victimes sur lesquelles fut découvert le poison avaient été tuées par un même individu (Baggia), et ensevelies par lui dans la cave de la maison.

Le vénérable professeur Sacchi fait observer que, pour les Milanais, la crémation, loin d'être une innovation, n'est qu'un simple retour à d'anciens usages locaux. Il a trouvé en effet, dans l'un des jardins publics de la ville, les preuves et les vestiges d'anciennes incinérations.

Le professeur Amati examine la question au point de vue des sentiments de la religion et de la famille. Pour lui, la présence au foyer domestique des cendres des ancêtres est un puissant stimulant pour les principes de morale et de civilisation.

Le docteur Musatti combat avec énergie les objections formulées par le professeur Zinno, de Palerme.

Dans une note concise et aphoristique, l'abbé Buccellati, professeur de droit canonique à l'Université de Pavie, donne son avis, fortement motivé, sur ce nouveau mode de sépulture au point de vue religieux.

« L'incinération ou crémation des cadavres, telle qu'elle est sagement comprise par le professeur Polli et par ses collègues, ne constitue pas une opinion que l'on puisse dire *hérétique* ou *entachée d'hérésie* ; les théologiens les plus rigoristes pourraient seuls la considérer comme *téméraire*. »

Le savant adversaire du cléricalisme outré apporte à l'appui de sa thèse quinze arguments empruntés successivement « à la théologie, au droit canonique, à l'histoire, aux rites, au droit public, aux lois administratives et politiques reconnues par l'Église, aux us et coutumes religieux et civils ».

A la fin de la séance, les docteurs Du Jardin, Terruzzi et Clericetti, obtiennent la parole pour décrire leurs divers procédés, et pour fournir des explications sur le mode de fonctionnement de leurs appareils.

Nous ne pouvons résister au plaisir de signaler une pensée poétique que nous retrouvons dans une lettre du professeur Amati :

« Le docteur E. Lombardi, poëte sicilien, m'assure que chez certains peuples on avait l'habitude de déposer dans les cendres des morts des graines de petites fleurs ; celles-ci germaient, se fécondaient, croissaient et s'épanouissaient ; à ce moment, elles étaient cueillies pour être conservées religieusement par la famille. »

Un botaniste distingué de Milan s'occupe de la culture de petites plantes et de fleurs dans les cendres obtenues par la crémation d'un animal, afin de déduire, par voie d'analogie, la possibilité d'obtenir des résultats semblables avec les cendres du corps humain.

§ 3. — *En Angleterre.*

Les questions relatives aux sépultures ont été dans ces dernières années l'objet d'études sérieuses, et d'enquêtes sévères, qui ont amené l'intervention directe du Parlement.

De graves inconvénients résultaient pour la santé publique : 1° de l'habitude invétérée chez les classes ouvrières de garder leurs morts pendant plusieurs jours ; 2° de la faculté de les enterrer dans les caveaux des églises ou dans les cimetières situés au centre même de la ville.

Sir Thompson, dans son travail, insiste avec raison sur les faits déplorables qu'avait occasionnés l'ancien état de choses, et il s'applaudit pour son pays des réformes importantes inaugurées par les derniers actes du Parlement.

Désormais les sépultures se feront *extra muros*, et ce n'est « qu'accidentellement et provisoirement » que dans quelques villes d'Angleterre, les familles possédant des caveaux particuliers pourront les utiliser.

Dans un rapport du docteur Lethelby, en 1860, nous voyons que le sol de l'ensemble des cimetières de la cité de Londres contenait encore 48.600 tonnes de débris humains.

« Des années se passeront avant qu'ils aient accompli leurs évolutions nécessaires, et qu'ils soient redevenus des constituants de la vie, ou des éléments inoffensifs de composés minéraux. »

C'est en janvier et en mars 1874 (1) que le célèbre chirurgien a jeté le premier cri de réforme.

Ayant été frappé, pendant son séjour à l'Exposition universelle de Vienne, des résultats obtenus par le professeur Brunetti, de Padoue, il s'est donné la noble tâche de prendre en main la cause de la crémation.

Ses idées ont immédiatement trouvé un puissant écho dans la presse politique de toutes nuances ; l'opinion publique s'est vivement intéressée à ces recherches et aux expériences très-probantes que nous avons relatées plus haut.

A l'effet de faire triompher cette nouvelle réforme dans le plus bref délai et dans les meilleures conditions pratiques, une Société, dite de crémation (2), a été établie par quelques-uns des médecins les plus distingués de Londres.

Une lettre de son secrétaire, M. Eassie, nous apprend que la Société compte déjà au nombre de ses membres adhérents des pairs d'Angleterre, des membres du clergé, de hauts personnages, des dames de l'aristocratie, etc.

§ 4. — *En Autriche.*

L'Autriche n'a pas voulu rester en arrière dans la voie du progrès, en voyant dans les galeries de son Exposition universelle (section italienne) les appareils de crémation du professeur Brunetti (3). La vitrine portait pour exergue : *vermibus erepti puro consumimur igni.*

Au mois de février dernier, le conseil communal de Vienne a adopté à l'unanimité la proposition suivante :

(1) Thompson, *Revue contemporaine de Londres.*
(2) Le siége de la Société est dans great Winchester street.
(3) N° 4149 du Catalogue italien.

P. DE PIETRA SANTA.

« .... A propos des constructions à élever dans le nouveau cimetière central de la ville, l'Administration supérieure prendra les mesures nécessaires pour que, dans le plus bref délai, la crémation facultative puisse s'effectuer. »

D'autre part, pour répondre aux préoccupations de l'opinion
publique, l'Académie impériale de médecine vient de faire un pres-
sant appel aux chimistes et aux médecins hygiénistes de l'Autriche-
Hongrie, pour une étude sérieuse et pratique de la question.

§ 5. — *En Suisse.*

Le docteur Wegmann-Ercolani doit être regardé comme le pro-
moteur et le plus ardent champion de la réforme ; après avoir
publié (1) des articles remarquables à tous les points de vue, il a
résumé l'état de la question dans une brochure spéciale publiée
vers la fin de l'année.

Grâce à ses efforts incessants, deux associations se sont déjà for-
mées à Arau (en Argovie) et à Zurich ; d'autres sont en voie d'orga-
nisation. Toutes ont pour but d'introduire et de vulgariser dans le
pays les meilleurs procédés de crémation.

Préalablement, des meetings populaires avaient été provoqués
pour l'étude de la question.

Ceux de Zurich, des 7 et 10 mars 1874, comptaient plus de
2000 personnes.

Voici le résumé des principaux discours :

Le docteur W. Ercolani commence par rendre compte de ce qui
s'est fait, et de tout ce qui se fait en Italie dans cet ordre d'idées ;
il expose ensuite avec précision les plus sûrs moyens d'arriver à une
prompte solution pratique.

Il combat ensuite les objections des professeurs Biermer et
Clætia, objections toutes plus sentimentales que scientifiques.

Le docteur Goll défend l'incinération au nom de l'hygiène.
« Le système d'enterrement rend nécessaire dans le voisinage des
villes, des cimetières qui occupent des extensions considérables de
terrains ; il compromet la santé des vivants sans permettre de respecter à jamais les morts, car à un moment donné leurs ossements
sont déterrés et dispersés. »

Le pasteur Lang soutient la thèse « que la religion n'a pas le
droit de se mêler de l'affaire ».

(1) Wegmann-Ercolani, *Gazette d'Andelfingen.*

Ensevelir les cadavres ou les brûler, cela ne change pas les cérémonies funèbres religieuses.

Les idées de résurrection restent aussi les mêmes : Par la volonté divine, la cendre peut aussi bien se transformer en un nouveau corps, que la poussière d'un squelette dévoré par les vers.

Pour le savant pasteur, l'urne est un symbole plus poétique que le tombeau ou le mausolée.

Le professeur Weith, au nom de la chimie, après avoir examiné les deux systèmes de destruction qui se trouvent en présence (ensevelir-brûler), a donné son approbation au second.

Le discours du professeur Kinkel porte plus particulièrement sur des considérations d'esthétique.

L'adoption du système d'ensevelissement lui paraît la violation la plus flagrante du repos éternel.

La parcimonie de l'espace dans les cimetières rend indispensable, après un temps plus ou moins long, l'exhumation des squelettes. Il faut alors les réunir en tas, et les détruire par le feu. Pourquoi donc ne pas faire immédiatement après la mort, ce que l'on est obligé de faire longtemps après ?

En incinérant les morts, on détruit du coup toutes les superstitions relatives aux spectres et aux fantômes, aux visions et aux feux follets.

Au point de vue purement artistique, l'urne funéraire fournira au sculpteur des sujets plus variés et plus poétiques.

Le journal politique *le Pungolo*, de Milan, après avoir donné les détails les plus circonstanciés sur ces deux meetings de Zurich, se livre à des considérations que nous sommes très-heureux d'approuver et de recommander vivement à nos lecteurs.

« Les partisans de la crémation sont aujourd'hui très-nombreux, mais au lieu de rester des amateurs platoniques, il faut se mettre à l'œuvre pour rechercher les moyens pratiques les moins imparfaits.

» Ce n'est pas du gouvernement que nous devons attendre les réformes ; celles-ci ne se commandent pas, c'est à nous de les mettre en branle par la persuasion et l'instruction.

« Le gouvernement nous laisse faire ; profitons de cette liberté pour nous constituer en sociétés, avec le désir et la volonté formelle d'atteindre bientôt le but que nous poursuivons. »

CHAPITRE III

BIBLIOGRAPHIE ET RÉSUMÉ SUCCINCT DES MÉMOIRES ET BROCHURES

PUBLIÉS

§ Ier. — *En Italie.*

1° Professeur Coletti. *Sulla cremazione dei cadaveri. Mémoire lu
à l'Académie des sciences et lettres de Padoue*, 11 janvier 1857. —
Le système de l'inhumation est contraire à l'hygiène par les émanations qui infectent l'air, par les infiltrations de matière organique
qui corrompent les eaux. Conclusion : « L'homme doit disparaître et
non pourrir ; il ne doit pas plus se transformer en un amas de pourri-
ture, source d'exhalaisons immondes et nuisibles, qu'en une momie
grotesque, mélange informe de goudrons, de résines et de parfums.
L'homme doit devenir une poignée de terre et rien de plus. »

2° Docteur V. Giro. *Sulla incinerazione dei cadaveri*, in *Gazette
médicale des provinces vénitiennes*, 1866. — L'inhumation des cadavres humains est une pratique qui se trouve en opposition avec
les sentiments humains, l'hygiène et la vie civile des nations.

3° Docteur Du Jardin. *Sulla cremazione dei cadaveri*, in *la
Salute*, Gênes, 1867. — Il approuve les idées de Coletti ; recherche
les moyens pratiques de l'opération ; propose le procédé que nous
avons décrit plus haut. Dans un second article publié en 1870 :
La Guerra e le sue vittime ; l'incinerazione ed il seppelimento (la
guerre et ses victimes ; l'incinération et l'ensevelissement), l'auteur
appelle l'attention de l'autorité supérieure sur l'installation défec-
tueuse des cimetières dans beaucoup de communes du royaume.

4° Docteur Pietro Castiglioni. *Sulla cremazione dei cadaveri.
Mémoire lu au Congrès international de Florence*, 1870. — Démontre
l'opportunité de la réforme ; combat les objections tirées des exhumations juridiques, et de la nécessité d'une trop grande quantité de
combustible, ce qui conduirait un jour l'humanité à périr par le froid ;
propose l'ordre du jour énoncé plus haut.

6° Docteur Golfarelli. *Sulla cremazione dei cadaveri. Conférence faite à Florence*, avril 1871. — S'appuie sur l'opinion de l'illustre professeur Pucinotti ; fait un historique de la question ; combat les objections principales ; propose que préalablement à l'incinération il soit procédé à une vérification de décès plus régulière, puis à une autopsie, afin de déterminer dans tous les cas la cause de la mort. Le docteur Borgiotti rappelle que le Conseil supérieur de santé du royaume, à qui l'on avait demandé l'autorisation de transporter en Italie le cadavre d'un individu mort en Amérique de la fièvre jaune, l'avait accordée, à la condition de l'incinérer préalablement.

6° Docteur GIOVANNI POLLI. *Sulla incinerazione dei cadaveri. Mémoire lu à l'Institut royal de Lombardie*, août 1872. — Très-important ; étude complète de la question ; premières données expérimentales ; a inspiré le programme pour le prix Secco-Comneno.

7° Docteur ROTA. *L'incinerazione dei cadaveri è ammissibile?* Chiari, 1872. — Est-il possible d'admettre la crémation ? Dissertation sentimentale dont nous avons déjà donné quelques extraits ; les inconvénients attribués à l'opération elle-même (fumée, mauvaise odeur, infection de l'air) disparaissent avec les procédés de l'industrie moderne. « Si l'on adoptait cet usage, dit l'auteur, je m'imposerais dans les derniers jours de ma vie l'obligation de me faire transporter dans un lointain village où n'existeraient ni char funèbre, ni urnes, ni bûchers, ni cornues enflammées. »

8° *La cremazione dei cadaveri*. Poésies remarquables du docteur MORETTI (de Cannero), 1872, et du professeur POLIZZI (de Girgenti).

9° Docteur GAETANO PINI. *La cremazione dei cadaveri*, in *Gazette de Milan*, 1871 ; in *Annali universali di medicina*. Milan, 1873. — Analyse et résumé de la question ; réflexions sages et pratiques sur les divers procédés opératoires.

10° Docteur FLAVIO VALERANI. *Sulla incinerazione dei cadaveri*, in *Opinione* de Florence, 1872. — Revue historique, et exposé des diverses opinions.

11° Docteur G.-B. AYR. *La cremazione e l'igiene*. La crémation et l'hygiène, in *Annales de chimie* de Milan, 1872 et 73. — Éloquent plaidoyer ; « revenons aux rites antiques de la crémation ; brûlons dans l'homme ce qui est putrescible, et conservons comme un monument durable ses froides cendres dans une urne d'or. Le cadavre purifié par une flamme immaculée sera plus cher aux hommes, à Dieu et à la religion. »

12° Docteur FORNARI. *Humatio vel crematio.* Inhumation ou crémation, *Turin*, 1873, article inséré dans une publication populaire, le *Guide du maître d'école italien.* — L'hygiène publique réclame la crémation ; cette pratique date des Hébreux ; elle n'altère pas les sentiments que l'on doit au culte des morts. « Comment se transforme le corps enseveli dans la terre ? En herbe qui, haute et touffue, croît dans nos cimetières. Que devient cette herbe ? Elle est vendue comme foin, et utilisée pour la nourriture des animaux ; l'herbe devient ainsi viande de bœuf, qui à son tour se transforme en chair humaine : donc, nous mangeons de nous-même. »

13° Docteur CESARE MUSATTI. *Intorno alla cremazione dei cadaveri. Conférence à l'hôpital civil de Venise,* 1873. — Ce vaillant champion de la réforme a fait des recherches historiques importantes sur les sépultures des Etrusques et des anciens Germains. Il examine avec soin les objections médico-légales ; les éventualités qui peuvent réclamer l'exhumation sont : l'empoisonnement, l'infanticide, les lésions des os, les vérifications d'identité, la grossesse suspectée au moment de la mort. En dehors de ces circonstances, dit Casper, l'exhumation juridique n'est qu'une opération coûteuse et inutile. Dans les cas d'empoisonnement, les résultats sont toujours douteux, car les substances toxiques peuvent avoir été administrées à titre de médicament (phosphore, arsenic). Il n'est pas toujours facile de reconnaître si les altérations organiques sont produites par le poison, ou si elles dépendent de la putréfaction elle-même.

Pour ce qui concerne les préjugés et les appréhensions du public, le docteur Musatti rappelle les difficultés que l'on a rencontrées, lorsqu'il s'est agi d'abandonner la sépulture dans les cimetières et les caveaux des églises. « Les fidèles, habitués à voir les corps déposés dans les enceintes sacrées, pensaient que les chiens seuls devaient être ensevelis en dehors de la ville (Franck). L'auteur regarde la crémation comme un moyen plus certain de vérification de décès, à l'effet de prévenir les inhumations prématurées. En graduant la chaleur au début de l'opération, on verrait se manifester le souffle de vie qui animerait encore le corps de l'individu.

14° Docteur F. ANELLI. *La cremazione dei cadaveri,* in *Annales de chimie* : Milan, 1873. — Combat énergiquement les idées du docteur Rota. Pour lui, l'ensevelissement rappelle le moyen âge et les époques de barbarie, tandis que la crémation devient l'incarnation des idées de progrès et de civilisation.

15° Docteur O. Giacchi. *La cremazione dei cadaveri. Mémoire lu à l'Académie médico-physique de Florence*, 1873. — « L'homme doit tomber en poussière et non en putréfaction. Le décret de Dieu qui nous a créés caducs est utile et providentiel ; mais celui des hommes qui nous met sous terre est aussi cruel qu'arbitraire : quelles tristes pensées s'emparent de nous, en songeant que le divin cerveau du Dante a pu former l'aliment favori d'un petit ver, et que le phosphore d'une allumette peut contenir un fragment du corps de lord Byron? »

16° Docteur L. Brunetti. *La cremazione dei cadaveri*, brochure publiée à Padoue en 1873 et articles insérés dans l'*Opinione* en mars 1874. — Fait connaître ses procédés opératoires.

17° Professeur A. Amati. *Sulla cremazione dei cadaveri*; lettre publiée dans les *Annales de chimie*, 1873. — Rappelant l'initiative prise par lui au conseil communal de Milan, il pense que l'opinion publique est d'autant plus favorable aux idées actuelles de la crémation, que les procédés de la chimie et de la physique sont plus perfectionnés, et qu'ils fournissent d'excellents résultats au prix relativement minime de 8 à 10 francs par corps incinéré.

18° Professeur Fr. Zinno. *Inumazione, imbalzamazione e cremazione dei cadaveri*. Inhumation, embaumement et crémation. Conférence faite à Naples (1873), et brochure publiée à Palerme. — Grand partisan de l'embaumement, l'auteur se déclare l'ennemi le plus acharné de la crémation, « ce système qui répugne au cœur humain, cet acte brutal qui ne peut inspirer ni piété ni vénération ». Chimiste distingué, il fait table rase des procédés toujours plus perfectionnés de l'industrie moderne. Il invoque l'influence délétère de ces flots de fumée (que l'on peut cependant faire consumer sur place); les difficultés d'application pratique (alors qu'elles sont réduites à néant); les dépenses énormes qu'elle nécessite (et qui se réduisent en réalité à quelques francs).

Pour le professeur Zinno, l'inhumation ne présente aucun inconvénient lorsque le cimetière est situé à 100 mètres de la ville, en rase campagne; qu'il est balayé par les vents; qu'il est formé de préférence par des terrains silico-calcaires, loin des aqueducs et des sources d'eau. Les cadavres doivent être ensevelis à 1 mètre de profondeur, en ayant soin de presser fortement la terre qui recouvre le cercueil.

19° *La Cremazione dei cadaveri* in *Osservatore cattolico*. Milan, 1873. — Cet organe des idées cléricales les plus accentuées combat avec énergie ce système *étrange* de la crémation. Aux textes de l'Écriture que nous avons cités plus haut, il en oppose d'autres où sont exprimées les idées d'inhumation et de putréfaction. « Tulerunt ossa eorum et sepelierunt (Saül). Cum morietur homo hæreditabit serpentes et bestias et vermes (Eccles.). » L'auteur anonyme est forcé de reconnaître qu'avec l'autorité seule de l'Ecriture, on ne doit ni recommander une opinion ni l'imposer.

20° *La Cremazione dei cadaveri*. Articles divers : docteur C. Peyrani, in *il Presente*. Parme, 1872. Docteur C. Foldi, in *il Sole*. Milan, 1874. *Popolo cattolico*. Milan, mars 1874.

21° Docteur F. Dell'Aqua. *La Cremazione dei cadaveri*. Milan, avril 1874. — Cette revue de faits et d'opinions diverses constitue le travail le plus complet et le plus important qui ait été publié sur la matière. Elle résume avec impartialité toutes les recherches antérieures, et définit avec précision le but de la réforme : « Donner une plus ample satisfaction aux intérêts de la santé publique, sans heurter les sentiments délicats et respectables qui constituent le culte vénéré que les vivants doivent à ceux qui ne sont plus. » Notre distingué confrère formule, en ces termes, les avantages et les inconvénients invoqués tour à tour par les partisans de la crémation et par ses adversaires.

Avantages. — 1° Empêcher la lente et perpétuelle souillure du terrain (*inquinamento*) ;

2° Prévenir l'altération putride, délétère des eaux potables (par présence de matériaux organiques en décomposition) ;

3° Dissiper le méphitisme continuel de l'atmosphère dans les localités qui environnent les cimetières ;

4° Utilité pour l'agriculture de plus grandes surfaces de terre ;

5° Possibilité d'avoir et de conserver les cendres des êtres qui vous sont chers, en rendant ainsi moins dure la séparation entre les vivants et les morts ;

6° En temps d'épidémie, éloigner les causes toujours imminentes d'insalubrité par le fait du voisinage des cimetières ;

7° Un nouveau moyen de constatation de décès.

Inconvénients. — 1° Exhalaisons nuisibles provenant de la combustion du corps des animaux ;

2° Nécessité d'une trop grande quantité de combustible pour obtenir le résultat voulu, et d'une trop forte dépense ;

3° Entraves aux investigations judiciaires, et aux recherches médico-légales *post mortem ;*

4° Obstacles apportés aux études de phrénologie, de crânioscopie et d'anthropologie ;

5° Interprétation de certains textes de l'Ecriture paraissant favorables à l'inhumation ;

6° Sentiment de répulsion à la pensée de voir brûler les dépouilles des êtres qui vous sont le plus chers.

22° Bernardino Biondelli. *La Cremazione dei cadaveri umani.* Milan, 1874. — Examinée dans ses origines morale, religieuse et politique. — Ces articles de la *Revue italienne des sciences, lettres et arts* font preuve d'une érudition des plus étendues : ils offrent un tableau historique très-remarquable sur les peuples civilisés de l'Asie.

§ 2. — *En Suisse.*

Docteur Wegmann-Ercolani. *Die Leichen Verbrennung als rationnellste Bestattungsart.* Zurich, 1874. (La crémation envisagée comme moyen le plus rationnel de rendre aux morts les derniers devoirs.) — Cette brochure offre d'autant plus d'intérêt, que l'auteur s'est toujours tenu parfaitement au courant de tout ce qui a été écrit sur la matière, tant en Italie qu'en Allemagne.

Les détails que nous avons donnés plus haut sur les deux meetings de Zurich nous dispensent de résumer de nouveau les idées principales de cet important travail.

§ 3. — *En Belgique.*

Brûlez les corps et ne les ensevelissez pas ! — Sous ce titre, la *Gazette de Bruxelles* publiait, en mars 1873, une série d'articles très-appréciés.

En Belgique, le cimetière de chaque commune occupe en moyenne 3 hectares, soit 7500 hectares pour tout le royaume, ce qui représente un capital approximatif de 30 à 40 millions.

Ces vastes terrains enlevés à l'agriculture, improductifs, représentent donc un capital important en dehors de la circulation, frappé pour ainsi dire de main-morte.

§ 4. — *En France.*

Docteur Prosper DE PIETRA SANTA. *La crémation des morts en Italie.* Paris, 1873. — Nous ne devons pas nous dissimuler le peu de succès que ces études ont obtenu en France.

Avant de paraître dans l'*Union médicale*, ces articles avaient donné lieu au sein du comité de rédaction à des observations où se trahissaient les scrupules des uns, le mauvais vouloir des autres, les hésitations de tous.

Dans la presse médicale de Paris, la seule à qui nous ayons adressé notre brochure, un silence significatif s'est fait autour d'elle.

Les éminents confrères du Conseil municipal auquel nous nous étions empressé de l'envoyer, ne nous en ont pas même accusé réception.

La question cependant valait la peine d'être étudiée soigneusement. Pourquoi ne pas provoquer la nomination d'une commission compétente ? Pourquoi ne pas prescrire des études comparatives pour contrôler l'efficacité des divers procédés ?

Pourquoi tant de dédain en présence des résultats obtenus en Italie et en Angleterre ?

Nous devions être amplement dédommagé de nos peines et de nos longues heures de travail par l'accueil qui était réservé à notre brochure en Angleterre, et surtout en Italie.

Ces encouragements et ces félicitations sont la seule raison d'être de l'étude complète que nous offrons aujourd'hui.

§ 5. — *En Angleterre.*

SIR HENRY THOMPSON. *Cremation. The treatment of body after death.* London, 1874. — Dans un style imagé, avec une profondeur d'idées philosophiques des plus remarquables, l'auteur commence par déterminer ce que devient le corps de l'homme après la mort, alors que le dernier souffle de la vie abandonne sa dépouille terrestre.

Il nous montre ensuite cette métamorphose perpétuelle des éléments organiques, et ces procédés providentiels de la nature, toujours invariable, disposant de la matière animale morte pour donner la vie à des milliers d'autres êtres.

Tout animal se résout en dernière analyse :

D'une part, en acide carbonique (CO^2), en eau (HO), et en ammoniaque (AzH^3) ;

De l'autre, en éléments minéraux, principes plus ou moins oxydés empruntés à la structure terrestre : chaux, phosphore, fer, soufre, magnésie, etc.

Les produits du premier groupe s'échappent à l'état gazeux, et se répandent dans l'atmosphère ambiante ; ceux du second groupe pondérables et solides, restent sur le lieu même où a été déposé le corps jusqu'au moment où commence le *processus* de dissolution. Ils se répandent alors dans les terres environnantes et, par l'effet des eaux de pluie, ils émigrent dans toutes les directions, et forment les éléments les plus utiles de la terre de végétation.

Ce travail s'opère nécessairement dans une longue période d'années ; toujours le même, il ne diffère que par le temps employé ; celui-ci varie selon le mode de sépulture qui a été mis en usage. Que le corps soit enseveli à la surface de la terre ou dans sa profondeur, qu'il soit placé dans un cercueil de bois ou dans un caveau de pierre, l'inévitable métamorphose s'accomplira toujours.

Quand il s'agit de déterminer les meilleurs procédés de traiter les morts, en respectant la santé de ceux qui leur survivent, il faut examiner la question au double point de vue de l'utilité pour le plus grand nombre (hygiène publique), et à celui du sentiment.

Le problème doit se formuler ainsi :

« Étant donné un corps mort, le réduire en acide carbonique, en eau, en ammoniaque et en éléments minéraux d'une manière rapide, sûre, sans inconvénients et sans dangers pour la santé publique. »

La solution du problème se trouve dans la construction d'un four établi dans des conditions convenables parfaitement connues par l'industrie moderne. Les gaz sont emportés sans odeur dans l'atmosphère et sont consommés par les arbres et les plantes.

Les principes ou éléments minéraux restent dans la cornue ou dans la caisse métallique de l'appareil ; après avoir pris une petite portion de ces cendres pour les conserver dans des urnes funéraires, on répand le reste sur les champs ; de cette manière, elles retournent à leur destination naturelle et providentielle.

La population du Royaume-Uni est si compacte, qu'il est indispensable d'obtenir des terrains le maximum de production possible au moyen d'engrais incessants.

La quantité d'os importés en Angleterre, qui était en 1866 de 500 000 livres environ, est aujourd'hui de 800 000.

Ce commerce représente un capital de plusieurs millions.

Si l'on considère que la population actuelle de Londres (3 254 260 habitants) donne lieu à une mortalité annuelle de 80 430 décès, et si l'on calcule la quantité de cendres et d'os calcinés qui seraient produits par l'incinération, on arrive à un poids de plus de 200 000 livres représentant de même un capital très-considérable.

Sir Thompson s'élève avec énergie contre les dépenses excessives qu'entraînent les cérémonies funèbres qui sont aujourd'hui en usage dans le pays, « qui diminuent souvent la part d'héritage de la veuve et de l'orphelin ».

La dépense moyenne serait de 10 livres sterlings par personne.

Pendant que la brochure de sir Thompson a reçu l'accueil le plus empressé dans toutes les classes de la société, M. Holland, préposé au Ministère de l'intérieur au bureau des funérailles et enterrements du royaume, l'a combattue avec beaucoup d'énergie.

M. Holland admet parfaitement les inconvénients nombreux des inhumations, alors qu'elles sont pratiquées à l'intérieur des villes, mais il soutient « qu'un cimetière parfaitement installé et emménagé (vaste espace, bien aéré, loin des lieux habités, créé *ad hoc* dans des terrains perméables et parfaitement drainables), n'offre pas plus de dangers réels que ceux d'un railway convenablement construit ».

Quoi qu'il en soit, voici comment l'auteur résume ses études :

Pour procéder à la crémation des corps, il ne faut qu'un appareil dont les proportions n'ont rien d'exagéré, et dont la construction, bien comprise, n'offre aucune difficulté.

Avec un appareil de ce genre, le procédé est aussi rapide qu'inof-fensif ; les résultats en sont parfaits.

Pour accomplir l'opération, il ne faut qu'un espace restreint ; elle n'exige pas d'ailleurs pour la manœuvre une grande habileté de la part de l'ouvrier.

La méthode de la crémation est compatible avec les rites religieux ; à certains points de vue, elle est même plus commode pour les per-sonnes qui suivent le cortége. En effet, l'inhumation se faisant dans un cimetière, à ciel ouvert, la famille est souvent exposée à toutes les intempéries des saisons.

La crémation, au contraire, doit nécessairement s'opérer dans un édifice spécial construit de manière à respecter les convenances, le confort et le goût des parents et amis.

La crémation détruit instantanément tous les principes infectieux que peut contenir le corps soumis à ses procédés ; elle prévient ainsi la manifestation de tout danger ou inconvénient pour les habitations voisines.

« Quand on pense que la plus petite portion corrompue et putréfiée d'un animal, le dernier dans l'échelle, peut attaquer et détruire par corruption infectieuse l'être le plus noble de la création ! »

Pendant que la crémation prévient et arrête les *processus* ordi-naires de la putréfaction, l'inhumation et l'ensevelissement, malgré toutes les précautions que l'on peut prendre, ne peuvent s'effectuer sans dangers sérieux pour les vivants; elles exigent des cimetières installés à grands frais, d'amples espaces pour subvenir à toutes les éventualités, pour s'éloigner le plus possible des habitations.

Les procédés d'inhumation prolongent nécessairement le dépérissement et la putréfaction avec tous les inconvénients qu'ils amènent à leur suite, et cette transformation exige de longues années.

Les procédés de crémation donnent des résultats similaires et non moins complets, sans compromettre en rien la santé des survivants, et cela dans l'espace d'une heure.

Tout ce qui précède nous autorise à regarder la crémation comme le *treatement natural* des corps humains après la mort, par opposition à l'ensevelissement que l'on emploie de nos jours, et qui n'est qu'un *artificial treatment*.

§ 6. — *En Allemagne.*

Docteur RECLAM (*de Leipzig*). *De la crémation des cadavres. Moniteur scientifique*, mai 1874. — Voici quelques extraits de cet important travail :

« Au nom de l'hygiène publique, la science moderne veut faire revivre l'antique usage de la crémation des morts..., elle veut empêcher les morts de nuire aux vivants ; en d'autres termes, faire que le sol, l'air qu'il renferme, et l'eau souterraine, se conservent, autant que possible, exempts de germes pestilentiels.

» L'inhumation et la crémation ne diffèrent pas au fond.

» Dans les deux, les atomes du corps se combinent avec l'oxygène de l'air ; dans les deux, les produits finals de la décomposition sont de l'acide carbonique, de l'eau et des cendres.

»... Résoudre aussi vite que possible la substance organique des cadavres dans les produits finals et inoffensifs de la combustion, et éviter toutes les réactions intermédiaires qui offensent l'odorat et nuisent à la santé, tel est le résultat technique à atteindre. »

En septembre 1873, M. Steinmann, de Dresde, a modifié d'une manière très-heureuse, les dispositions de l'appareil W. Siemens, pour la chambre à combustion et pour la salle où les cadavres sont brûlés par les gaz surchauffés.

En décembre de la même année, MM. Siemens, de Dresde, ont perfectionné le procédé au moyen d'une fermeture plus appropriée de la chambre à combustion.

On obtient ainsi la crémation la plus simple et la plus satisfaisante pour la piété des familles.

Placé dans cette chambre avec tous les égards et toute la cérémonie convenables, le corps n'est en contact qu'avec de l'air porté à la température blanche ; pendant que l'oxygène de l'air se combine avec les atomes des tissus organiques, le corps brûle sans odeur dans ce milieu ardent, comme une bougie se consume sans odeur dans un appartement.

Les cendres qui résultent de cette combustion, aussi rapide que parfaite, ne sont mélangées à aucune substance étrangère.

Finalement, rien ne décèle à la vue les phases diverses de l'opé·ration, car, ajoute M. Reclam :

« Je n'ai jamais pu constater dans la cheminée d'appel la présence de la vapeur ou de la fumée, mais seulement celle de l'air chaud. »

Post-scriptum. — On lit dans la *Presse* de Dresde que le premier cadavre a été brûlé le troisième jour de la Pentecôte, à l'établissement pour l'incinération des morts, rue de Tharand.

Abstraction faite de l'incinération, la cérémonie funèbre a été célébrée comme de coutume.

Le *Sunday Gazette* nous apprend que le docteur Opdyke (de Philadelphie) a brûlé le corps de son fils dans un fourneau construit *ad hoc*.

FIN.

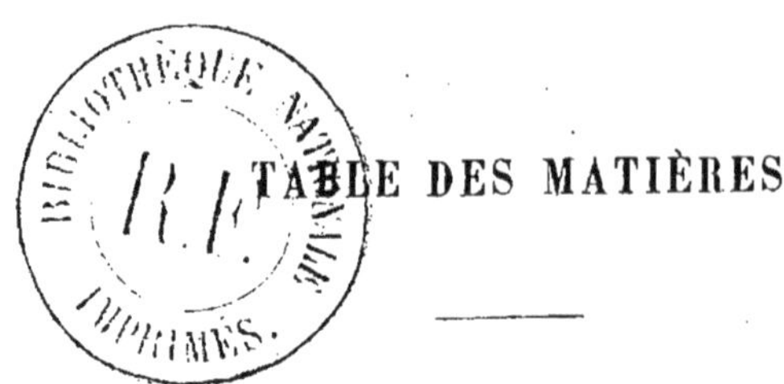

TABLE DES MATIÈRES

FIN DE LA TABLE DES MATIÈRES.

PARIS. — IMPRIMERIE DE E. MARTINET, RUE MIGNON, 2.

9 782019 979492